Dieta Alcalina

Una guía completa para principiantes para limpiar y
tratar su cuerpo

(El libro completo sobre la dieta alcalina para principiantes)

Luis Miguel Mesonero

Tabla De Contenidos

Introducción

Perder peso es probablemente una de las cosas que preocupan a la mayoría de las personas. La obesidad va en aumento y puede traer muchos problemas de salud y otras dificultades a muchas personas.

La pérdida de peso se ha vuelto cada vez más importante, no solo como un estándar de belleza o una tendencia, sino porque puede ser muy peligroso vivir tu vida a base de alimentos procesados. Los alimentos procesados son probablemente una de las principales causas de muerte de las personas que padecen obesidad en América del Norte.

Hay tantos peligros para los alimentos procesados. Por ejemplo, están llenos de grasa y líneas ocultas. Los ingredientes y los alimentos procesados son muy artificiales. Pueden contribuir a una serie de problemas de salud, incluida la presión arterial alta y la diabetes.

Si está tratando de navegar por los estantes de los supermercados y evitar el jarabe de maíz con alto contenido de fructosa, es probable que lo encuentre casi imposible.

El jarabe de maíz con alto contenido de fructosa es muy poco saludable y puede considerarse como otra forma de decir azúcarpura. Excepto que ese tipo de azúcar es más difícil de eliminar del cuerpo.

La gente está buscando un tratamiento mágico para bajar de peso.

Puede ser muy fácil aumentar de peso, es muy difícil deshacerse de él una vez que está allí. Cuando este es el caso, puede volverse casi imposible, o eso parece, volver al estado en el que desea estar.

Nuestros cuerpos pueden verse como instrumentos moldeados por nuestros hábitos y comportamientos. Para que cualquier dieta funcione, primero debe cambiar usted mismo y su perspectiva.

Solo entonces podrá mantenerse constante con el esfuerzo que hace posible perder peso y seguir el plan de dieta adecuado.

La desnutrición es realmente bastante simple, ya sea que te alimentes a diario o no. Cuando comemos, la comida que nos sustenta es a menudo comida chatarra, y esto nos ayuda a sobrevivir. Al menos a corto plazo. Sin embargo, a la larga esto acortará su vida porque no está comiendo alimentos nutritivos.

para tu cuerpo. Sin las vitaminas y minerales adecuados, terminará siendo perezoso, débil y difícil de concentrar. Esto se debe a que no te estás alimentando y las deficiencias nutricionales pueden causar una serie de problemas de salud que son muy peligrosos y pueden interferir con tu calidad de vida.

Entonces, ¿cómo puede comenzar a perder peso y proporcionarse el sustento que necesita para prosperar en lugar de simplemente flotar en su vida?

Al seguir las pautas de la Dieta a prueba de tontos, eventualmente descubrirá que está tomando las medidas necesarias para desarrollar un estilo de vida saludable que le proporcionará la energía que necesita para continuar quemando calorías y aumentando de peso.

Incluso si no está simplemente tratando de perder peso y solo quiere crear un mejor estilo de vida para usted, la Dieta Infalible le brindará toda la información que necesita para comenzar a cambiar su vida, a partir de ahora.

Capítulo 1: La Dieta Erge

El reflujo ácido o la Enfermedad de Reflujo Gastroesofágico es una simple, pero molesta enfermedad que puede ser tanto dolorosa y crónica. La dieta ERGE es una parte de un plan total de tratamiento que incluye tanto cambios en el estilo de vida y medicamentos así como también cambios en la dieta.

Es necesario un plan de dieta para reducir el dolor y permitir la curación en las áreas afectadas del esófago. Los cambios en esta dieta específica incluyen comer menos y consumir alimentos que se toleren, eliminando así los síntomas fuertes del reflujo ácido.

La dieta ERGE es solo una parte de un plan de tratamiento para el reflujo ácido. Una dieta es usada para prevenir el avance de la enfermedad y permitir la sanación de los órganos afectados. La dieta consiste en alimentos que son suaves y no causan una relajación de la presión del estómago, por lo tanto abriendo el esfínter bajo esofágico Las comidas son más ligeras y comer antes de dormir no es permitido. Esto se hace para prevenir síntomas del reflujo ácido durante la noche. Antes de comenzar un plan de dieta ERGE se mantiene un diario de comida el cual enlista los alimentos consumidos, la cantidad y los síntomas que se sienten además de la severidad del dolor. Esto es usado para determinar qué alimentos están causando los síntomas y qué alimentos parecen ayudar.

Se ha descubierto que masticar chicle promueve la producción continua de saliva. Esta saliva tiene un alto nivel de PH y es posible que promueva un efecto antiácido en el EBE. Por lo tanto, masticar chicle durante la dieta GERD es algo que se recomienda cuando sea posible.

La dieta, como se dijo anteriormente, hace uso del diario complete de comida y elimina todos los alimentos que han causado previamente reflujo ácido. Adicionalmente , con la dieta ERGE, se recomienda que las comidas sean más ligeras, especialmente en las noches antes de la hora de dormir. Esto previene ocurrencias nocturnas.

La leche, la cual antes se pensaba que prevenía el reflujo ácido, ha mostrado ser causante del mismo cuando se toma antes de dormir. Así que dormir leche antes de dormir está prohibido. El alcohol también está prohibido ya que se sabe que causa reflujo ácido.

Sin embargo, el café, el cual era eliminado automáticamente en la dieta ERGE, ahora está permitido según se tolere, ya que se ha demostrado que no todos son sensibles al café.

En la dieta ERGE otros alimentos, también anteriormente prohibidos como menta, hierbabuena y el chocolate, al igual que alimentos picantes, están permitidos según la tolerancia.

Esto se debe a la teoría de que la leche cura las úlceras y el reflujo ácido y que los alimentos picantes los agravan. Se ha demostrado que esto es un mito. La dieta GERD es una forma de aliviar la acidez estomacal.

También es un aspecto importante del tratamiento del reflujo ácido y es usado para prevenir complicaciones severas de tu ERGE. Así que asegúrate de seguir el consejo de tu doctor o nutricionista si te ponen bajo una dieta ERGE.

Capítulo 2: ¿Qué Es La Dieta Alcalina?

Comencemos por hablar primero un poco de dónde proviene esta nueva dieta que cada día más celebridades siguen por sus múltiples beneficios. No pierdas más tiempo y lee con atención.

Originalmente, la dieta alcalina fue desarrollada para ayudar a prevenir los cálculos renales e infecciones de orina en determinados pacientes de un estudio realizado en los Estados Unidos. El régimen alimenticio para ellos consistía en ajustar los niveles de acidez en la orina. Sin embargo, hay poca evidencia que apoye recientes declaraciones de las propiedades saludables de la dieta, pero ese es un tema que veremos luego. El hecho es que la pérdida de peso observada entre los seguidores se debió principalmente al resultado de comer muchas frutas y verduras además de reducir el azúcar, el alcohol y los alimentos procesados, fundamentos esenciales de la dieta. A penas estamos comenzando, relájate y aprende conmigo.

Le haré una pregunta: ¿Cuántos estadounidenses hoy en día siguen una dieta saludable y participan regularmente en otras actividades que promueven la salud? Puede responder que esta cantidad no es muy alta, y tendrá razón.

La dieta americana estándar es altamente generadoras de ácido, abrumando los mecanismos del cuerpo para eliminar su exceso. Los alimentos básicos de la dieta estadounidense son la carne, los lácteos, el maíz, el trigo y los azúcares refinados. Al mismo tiempo, la dieta es notablemente deficiente en alcalinizantes como lo son las frutas y las verduras.

Entonces, ¿cómo puede ayudarnos la dieta alcalina? La dieta alcalina reduce en gran medida esta carga ácida, ayudando a reducir la presión sobre los sistemas de desintoxicación del organismo, como los riñones.

Quizás en principio suene un poco raro o complicado, pero te prometo que no lo es. En seguida te explico todo con la mayor facilidad posible.

Lo principal es saber qué es un ácido. Resulta que para que una sustancia esté clasificada como un ácido tiene que ver con lo que ocurre cuando se disuelve en agua. Si la sustancia libera iones de hidrógeno, se considera ácido. El número de iones de hidrógeno que se liberan es lo que determina si una sustancia es más o menos ácida. No pretendo darte una clase de química. Solo me interesa que sepas que cada alimento tiene un nivel medible de acidez y esto es precisamente lo que nos importa.

Otra forma de identificar un ácido es probándolo. La mayoría de nosotros clasificamos automáticamente los limones, el ruibarbo y el vinagre como ácidos únicamente en función de su sabor. No nos damos cuenta de que las fresas, los tomates y muchos otros alimentos también son ácidos. La única razón por la que hay alimentos que se clasifican como ácidos aunque no tengan un sabor ácido es porque no liberan tantos iones de hidrógeno como otros alimentos notablemente más ácidos.

Además de sabor, los ácidos tienen otra característica notable. Por naturaleza, los ácidos son duros e incluso pueden ser corrosivos. El agua, por ejemplo, diluye una sustancia, y es lo que ayuda a que los ácidos asuman este poder corrosivo. Cuando comemos, el agua aparece en forma de saliva.

Muchos productos de limpieza en el mercado hoy obtienen su energía a partir de ácidos. Hemos llegado a creer que estos increíbles productos contienen algún tipo de ingrediente milagroso, pero simplemente no es la verdad. La próxima vez que observes una acumulación de depósitos de calcio en sus ollas y sartenes o dentro de tu fregadero, frótalos con un poco de vinagre y los verás desaparecer.

Seguro que has oído hablar del experimento de la cola o de la gaseosa. Si deja caer una moneda en estas bebidas, después de dos días la superficie desarrolla cicatrices y agujeros. Lo que es más interesante es que un trozo de carne logra disolverse por completo después de ese tiempo.

Sin embargo, no se debe confiar del todo en el sabor para determinar si un alimento es ácido. Si alguna vez has comido carne, sabrás que no tiene un sabor ácido. No obstante, es un alimento muy ácido. Es aquí donde el sabor te puede engañar.

La forma más confiable de determinar la acidez es midiendo el nivel de pH de una sustancia. Hay otra forma, pero eso implicaría un análisis del contenido mineral de una sustancia, algo que ciertamente es más complicado de lo que parece.

Los minerales se clasifican en ácidos o alcalinos. El silicio, el cloro, el flúor, el yodo, el azufre y el fósforo son los minerales ácidos. El calcio, el potasio, el manganeso, el magnesio, el cobre y el hierro son alcalinos.

El agua mineral, que claramente contiene minerales, puede ser ácida o alcalina dependiendo de qué minerales son predominantes. Cuando el calcio y magnesio están presentes el agua mineral es alcalino. El agua mineral es ácido cuando el dióxido de carbono, azufre, y cloro están presentes. La misma lógica se aplica a los alimentos. La avellana, que tiene un alto contenido de fósforo, es más ácido que una almendra que no tiene mucho.

Precisemos ahora que es una sustancia alcalina. Cuando una sustancia no renuncia a sus iones de hidrógeno después de ser colocado en una solución de agua, se considera menos ácida. En otras palabras, la sustancia es alcalina.

Sustancias alcalinas difieren de los ácidos en que no son corrosivos; que son mucho más suaves. El calcio es el mineral más prominente dentro del cuerpo. La mayor parte del calcio se encuentra en los huesos del esqueleto.

Lo alcalino es bueno para el alivio de la acidez en el cuerpo. Es por ello que la leche se prescribe a menudo en casos de ingestión accidental de venenos que son ácidos y también el jugo de la papa puede calmar el estómago ácido. Los alimentos que son alcalinos no pasarían la prueba de sabor ácido porque no tienen sabor ácido en absoluto.

Al igual que con los ácidos, no se debe confiar en el sabor para determinar la alcalinidad. Nunca pensaría en el azúcar blanco o el pan como ácidos, pero de hecho no se consideran alcalinos. No es hasta que el cuerpo comienza a digerir y utilizar estos alimentos que se liberan sus ácidos.

La dieta alcalina, como notarás, recibe su nombre de estas sustancias. Ella recomienda reducir los alimentos que producen ácido, como la carne, el trigo y otros cereales, el azúcar refinada, los productos lácteos, la cafeína, el alcohol y los alimentos procesados en favor de los alimentos alcalinos, que reducen los niveles de glucosa en sangre. acidez corporal.

Capítulo 3: La Dieta Alcalina

Hay un montón de dietas en el mercado en estos días. Aunque algunos son efectivos, también existen aquellos que no son tan efectivos y podrían tener efectos adversos en el cuerpo. Si está buscando una dieta que pueda seguir a largo plazo y le brinde el beneficio de la longevidad e incluso la pérdida de peso, la dieta alcalina es la dieta que vale la pena probar.

Debe prestar mucha atención a consumir solo alimentos alcalinos, que consisten principalmente en frutas, verduras y fuentes de proteínas sin procesar. Todo esto puede ayudar a equilibrar los niveles de minerales y proteger las células sanas. Esto es especialmente útil para las mujeres que siguen una dieta cetogénica o ayuno intermitente.

También se dice que la dieta alcalina ayuda a prevenir la formación de placa en los vasos sanguíneos, previene cálculos renales, impide la acumulación de calcio en la orina, reduce los espasmos musculares o el desgaste y ayuda a formar huesos más fuertes.

Una dieta alcalina ayuda a equilibrar el nivel de pH de la orina y la sangre. Su pH está parcialmente regulado por la densidad mineral de la cantidad de comida que consume. Se dice que tener un pH equilibrado permite tener un cuerpo más sano.

Los siguientes parrafos son investigaciones científicas sobre cómo funciona la dieta y cómo puede ser beneficiosa para la salud:

Los investigadores creen que la carga ácida total de la dieta de una persona ha cambiado drásticamente desde las civilizaciones de cazadores-recolectores hasta la actualidad. Después de la industrialización masiva de los alimentos y la revolución agrícola en los últimos 26 0 años, los alimentos que consume todos los días tienen menos magnesio y potasio, pero tienen un alto contenido de sodio en comparación con la dieta del pasado.

En general, los riñones conservan los niveles de electrolitos. Cuando el cuerpo está expuesto a demasiadas sustancias ácidas, dichos electrolitos se consumen para combatir la acidez. Según la investigación, el porcentaje de potasio a sodio en la dieta de muchas personas, hoy en día, ha cambiado drásticamente ya que el sodio supera al potasio en una proporción de 2 :4   debido a la dieta estándar estadounidense de comida rápida.

Una dieta alta en sodio que a menudo es baja en potasio y magnesio, antioxidantes y vitaminas y minerales esenciales es lo que constituye la mayoría de las dietas actuales.

Todos esto da como resultado el aumento de la acidosis metabólica. Lo que esto significa es que los niveles de pH de muchas personas no están tan bien, por lo que hay personas que tienen una deficiencia de magnesio y potasio y experimentan una baja ingesta de nutrientes.

Si el pH del cuerpo no está balanceado, el proceso de envejecimiento se acelera causando principalmente problemas en el funcionamiento de los órganos principales del cuerpo, la masa ósea que conlleva a la degeneración del tejido, y a su vez este alto nivel de acidez empuja al cuerpo a robar minerales de los tejidos, huesos , y otros órganos.

Cuando el cuerpo es ácido, será vulnerable a enfermedades como: fatiga, inflamación crónica, problemas de sueño, problemas digestivos e incluso aumento de peso. Por lo tanto, si desea estar saludable y deshacerse de sus problemas de acidez estomacal, debe hacer un esfuerzo por seguir una dieta alcalina.

Comer menos carne y productos lácteos
Tanto los productos lácteos como la carne tienen efectos acidificantes y pueden obstruir y congestionar extremadamente el sistema digestivo. Tenga en cuenta que el sistema digestivo es tan importante ya que el 80% de su sistema inmunológico

está allí, y ahí es donde aparecen muchas enfermedades. Así que haga un punto de la situación para reducir estos alimentos. Si no puede evitarlo, es aceptable consumir porciones más pequeñas y menos frecuentes en una semana. También puede buscar reemplazos como el salmón, tofu, leche de almendras, o leche de coco.

Estas son las grasas buenas y las que ayudan a sanar el cuerpo. Aunque muchas personas se confunden cuando se trata de grasas, tenga en cuenta que siguen siendo necesarias para ayudar al cuerpo a funcionar plenamente.

Comer la cantidad adecuada de grasas saludables a diario ayuda a que pueda disfrutar de una energía óptima, eliminando la inflamación crónica y lo ayuda a perder peso. Las grasas buenas

Convierta en un hábito el comer verduras todos los días.

Puede hacer una lista de todos los vegetales verdes que le gusten y asegurarse de que coma al menos uno o dos al día. Con la práctica constante, tendrá las ganas de comer verduras en cada comida. Además, sería útil hacer un plan de comidas para que pueda crear variaciones de recetas que consistan principalmente en verduras.

2 Gli ormoni della "fame"

¿Sabías que tenemos ciertas hormonas que regulan nuestro apetito? Una hormona está destinada a aumentar nuestro hambre, hacernos comer y provocar ese ruido característico en el estómago, mientras que otra hormona funciona principalmente a la inversa o para disminuir nuestro apetito.

I nostri ormoni della fame sono la *Grelina* e la *Leptina* che magari la maggior parte di noi non avrà mai sentito nominare.

Quanto segue ti darà una migliore comprensione degli ormoni della fame del tuo corpo e ti aiuterà a gestire meglio, come conseguenza, il tuo peso.

Chapter 4: Los Alimentos Alcalinos Vs Los Alimentos Ácidos

Todo componente biológico-orgánico que existe en la naturaleza contiene una reacción en su estructura, la cual puede ser ácida o alcalina. El alcalino se refiere a la capacidad de ese componente en sí mismo para poder neutralizar el ácido, mientras que el ácido se refiere a la capacidad de neutralizar una base fuerte.

Ambos se sustentan en el agua, por lo tanto, todo lo que consumimos, todo lo que somos, reacciona ante la acidez o la alcalinidad: nuestra piel, nuestro sistema digestivo, una fruta.

Un limón, por ejemplo, puede serle de ácido a nuestro gusto, sin embargo contiene suficiente alcalinidad como para estimular que nuestro sistema digestivo trabaje de manera adecuada; una barrita de chocolate, por otro lado, puede sernos muy grata al paladar pero debido a su proceso químico y sus conservadores, además de sus grasas añadidas y saborizantes, será de difícil absorción para nuestro organismo.

Por lo tanto, un mal hábito alimentario afectará a nuestro organismo no solo internamente sino también externamente, ya sea en nuestra piel, en nuestro estado de ánimo, entre otros, y físicamente, con cansancio, dolor de cabeza, desmineralización de uñas y cabello... bueno. Esto sucede porque si no consumimos alimentos alcalinos, nuestro cuerpo refleja un estado 'oxidado', por así decirlo.

Por ende, alimentos como los aceites, las margarinas, las carnes, los panes, las galletas, la leche y sus derivados y otros tantos productos más son ácidos no tanto para nuestro paladar sino para nuestro sistema digestivo.

Chapter 5: Acidosis E Inflamación

La inflamación es la reacción natural de nuestro cuerpo a la necesidad de reparación y, por lo tanto, es fundamental para el proceso de curación.

A lo largo del período inflamatorio, el tejido frágil o debilitado por el trauma se disuelve y se recicla para preparar su reemplazo por nuevo tejido vital. Sin embargo, si la inflamación o el agotamiento del tejido se vuelve grave; el proceso de curación no se ha completado y puede surgir un amplio espectro de posibles problemas de salud.

La acidosis crea un terreno óptimo para la inflamación de varias maneras. Por ejemplo, los niveles elevados de microorganismos peligrosos inducidos por la acidosis pueden provocar inflamación.

Además de esto, cuando los órganos y tejidos se exponen a los ácidos, comienzan a endurecerse y/o aumentar las lesiones para defenderse. Como mecanismo de defensa adicional, pueden comenzar a engullirse en un intento de evitar que los ácidos penetren en los tejidos. Estas respuestas inflamatorias pueden ocurrir en cualquier parte del cuerpo, pero generalmente comienzan en estructuras orgánicas que son frágiles como resultado de la genética o problemas de salud preexistentes.

Si la inflamación continúa, en última instancia, puede conducir a una serie de afecciones, que incluyen artritis, bronquitis, colitis, neuritis, afecciones de la piel como urticaria y erupciones cutáneas, y trastornos del tracto urinario como micción dolorosa y cistitis. Además, la inflamación crónica puede disminuir la capacidad de la función inmune, que ya se ha agotado debido a la generación de microorganismos no saludables.

Batido De Plátano, Almendras Y Bayas

INGREDIENTES:

- 2 taza de bayas mixtas congeladas o fresas
- 2 tazas de leche de almendras
- 2 tazas de espinacas frescas
- 2 plátano congelado
- 4 cucharadas de mantequilla de almendras crudas

Dirección:

1. Comience mezclando las espinacas con la leche de almendras hasta que alcance la consistencia deseada.
2. Agregue el plátano y bayas mixtas o fresas.
3. Continúe licuando y agregue la mantequilla de almendras crudas.

4. Vierta el batido en un vaso alto, sirva y disfrute.

Avena Tropical Con Mangos

Ingredientes:

- 5 tazas de agua
- 2 mango maduro, dividido.
- 1/2 taza de avena arrollada
- 2 cucharadita de azúcar de palma, desmenuzado

Direcciones:

1. Coloque los ingredientes en el horno holandés a fuego alto. Remover.
2. Hervir.
3. Asegure la tapa. Cocine a fuego lento durante 35 a 40 minutos, revolviendo ocasionalmente.
4. Apague el fuego inmediatamente.

5. Gusto; Ajustar el sondeo del mar, si es necesario.
6. Sirva porciones iguales de gachas en tazones. Servir.

Sopa De Verduras

Ingredientes:

- 2 taza de florecillas de brócoli
- 6 tazas de caldo de pollo hecho en casa
- 1 cucharadita de sal marina
- 1 cucharadita de ajo en polvo
- Pizca de pimienta negra molida
- 4 tazas de tomates cortados en cubitos
- 2 zanahoria mediana, pelada y picada
- 2 tallos de apio, picados
- 2 tazas de calabaza en cubos
- 2 calabacín mediano, pelado y picado
- 2 cebolla blanca, picada

Direcciones:

1. Combine los tomates, las zanahorias, el apio, la calabaza, el calabacín, la cebolla, el brócoli,
2. ajo en polvo , sal y pimienta en una olla de cocción lenta de 5 cuartos. Mezcle bien.
3. Vierta el caldo de pollo y luego cubra la olla. Ajuste la temperatura a alta y cocine por 4-4 ½ horas.
4. evuelva la sopa y sirva inmediatamente.

Ensalada De Coliflor Y Col Rizada A La Cúrcuma:

Ingredientes:

- 1 aguacate
- 2 pimentón o pimiento
- 1 cabeza de coliflor
- 2 tallo de apio
- 6 tallos de col toscana o col rizada (lavada y secada)
- 2 tomates
- 2 cucharada de cúrcuma
- 1 limón fresco
- 1/2 cucharadita de paprica
- 1/2 cucharadita de pimienta cayena
- 1/2 cucharadita de salsa tamari orgánica o aminoácidos líquidos Bragg
- Aceite de oliva
- Semillas de calabaza
- Pimienta negra y sal del Himalaya
- Aceite de coco

Dirección:

1. Precaliente el horno a 450 °F o 350°C.
2. Corta o rasga la cabeza de la coliflor en floretes y colócalos en un tazón.
3. Combina paprica, pimienta, pimienta cayena, cúrcuma, sal y 2 cucharadas de aceite de coco.
4. Mézclalos todos muy bien.
5. Haz un revestimiento en el recipiente para hornear usando polvo de hornear.
6. Extiende la coliflor sobre ella.
7. Coloca el recipiente en el estante medio del horno por 35 a 40 minutos - asegúrate de chequear regularmente para asegurarte que la coliflor no se queme.
8. Si empieza a quemarse, cámbiala al estante de abajo.
9. Luego, corta la col y haz pedazos. Coloca los pedazos en un tazón grande.

10. Agrega jugo de lima. Masajéalas usando tus manos por un minuto.

11. Ahora agrega la salsa tamari o Bragg y coloca la mezcla en los platos.

12. Corta el pimiento o pimentón y el apio en rebanadas delgadas.

13. Corta el aguacate en trozos grandes.

14. Pica los tomates groseramente. Ponlos todos por encime del plato de col, el cual ya está listo.

15. Esparce las semillas de calabaza por encima y rocía un poco de aceite de oliva también.

16. Después de que hayas terminado con la coliflor, retírala del horno.

17. Colócala encima de la ensalada. Sirve instantáneamente.

Guisado De Patatas Dulces

Ingredientes:

- Para las coberturas
- 2 /4 taza de harina
- 1 taza de nueces, picadas
- 1 taza de nueces, picadas
- 1 taza de azúcar morena
- 1 cucharadita de sal
- 4 tazas de Patatas, en puré
- 4 cucharadas de mantequilla derretida
- 2 huevos, ligeramente batidos
- 1/2 taza de crema
- 5 cucharadita de extracto de vainilla
- 1 taza de azúcar

Dirección:

1. Precaliente el horno a 450 grados F.
2. Combine las patatas, la mantequilla, los huevos, la crema, el extracto de vainilla y el azúcar en un tazón.
3. Mezclar bien.
4. Vierta la mezcla en una cazuela.
5. Difundir de manera uniforme.
6. Combine todos los ingredientes topping en otro tazón Vierta sobre la mezcla de la cazuela.
7. Coloque dentro del horno y hornee por 45 a 50 minutos.
8. Retirar del fuego. Servir.

Desayuno Dulce De Mijo Con Compota De Manzana

Ingredientes

250 g de gachas de mijo.

2 litro de bebida de soja.

8 cucharadas de jarabe de agave.

4 manzanas.

2 limón fresco ecológico.

2 cucharadita de canela.

25 a 30 g de almendras fileteadas.

250 g de yogur de soja.

Dirección:

1. Primero enjuaga el mijo con agua caliente y luego escúrrelo.
2. A continuación, vierte la bebida de soja en un cazo y caliéntala junto con 6 cucharadas de jarabe de agave.

3. Añade el mijo y déjalo en remojo a fuego lento durante unos 35 a 40 minutos.
4. No te olvides de removerlo.
5. Mientras tanto, retira la piel de la manzana y corta esta última en cuartos.
6. Retira los núcleos y córtalos en trozos pequeños.
7. Lava el limón fresco y ralla sólo la parte de la cáscara. Luego exprime el limón.
8. Mezcla el zumo con 2 cucharadas de jarabe de agave y la ralladura en un cazo y lleva a ebullición.
9. A continuación, añade las manzanas y la canela y deja que todo se cocine a fuego lento durante unos 10 minutos.
10. Coloca las almendras fileteadas en una sartén pequeña sin grasa y tuéstalas.
11. Coloca las gachas de mijo en los platos.

12. A continuación, añade la compota de manzana y el yogur en un recipiente hondo y adórnalo con almendras y un poco de canela.

Súper Batido Anti-Cáncer De Brocoli Y Banano

Ingredientes:

- 2 manzana verde cortada en 1/2 sin semillas
- 2 taza y 1 de agua alcalina
- 2 diente de ajo orgánico
- 2 banano o plátano orgánico
- 2 taza de brocoli organico bien lavado
- 2 cucharadas de jugo de aloe-vera o sábila

Dirección:

1. Mezclar muy bien todos los ingredientes en la licuadora a alta potencia hasta obtener un batido suave y con una textura suave

homogénea listo para beber. ¡Sírvalo y Disfrútelo!

2. Este delicioso batido super saludable nos brinda el poder anti-oxidante y anti-inflamatorio del brocoli con una buena carga de vitamina A, vitamina C y vitamina K y adicionalmente una carga de clorofila alcalinizante.

3. Este delicioso batido también contiene omega-4 y potasio que nos ayudan a fortalecer el sistema inmune.

Sopa Caliente De Aguacate

Ingredientes

- 2 cucharada de jugo de limón fresco
- 2 pizca de sal
- 2 pimentón jalapeño picado
- 2 pizca de pimienta negra
- 2 cucharadita de jengibre
- 2 diente de ajo molido
- 250 ml de agua
- 2 aguacates pelados y sin semillas
- 2 pepinos, pelados y cortados en cubitos
- Yogur de coco 2 6 0ml
- 2 cucharadas de cebollino picado
- 2 cucharadas de cilantro

1. Mezcle todos los ingredientes excepto las especias en una batidora hasta que se forme una mezcla uniforme.
2. Sazonar la mezcla con especias.
3. Añadir agua caliente.
4. Si es necesario y dependiendo de su preferencia, más.
5. Servir y disfrutar.

Chocolateorridge

Ingredientes

- 2 cucharadas de chips de coco, secos
- 2 cucharadas de mantequilla de almendras, sin azúcar
- 2 cucharada de jengibre en polvo
- 150g Quinoa, cocida
- 2 cucharadas de cacao en polvo, sin edulcorante
- 1200 ml de leche de almendras
- Un puñado de rodajas de almendras
- Un puñado de arándanos rojos

1. Mezclar la quinoa con el polvo de cacao en el tazón de cereal.
2. Añadir la leche de almendras. Mezclar bien.
3. Opcional: Dejar reposar la mezcla durante la noche.

4. Mezclar de nuevo y añadir los ingredientes restantes.
5. Mezclar bien y disfrutar.

Smoothie Delizioso

Ingredienti:

- 2 tazza di more congelate
- 2 tazza di latte di cocco alla vaniglia non zuccherato
- Qualche foglia di menta per decorare
- 2 tazza di yogurt al cocco
- 2 cucchiaio di spinaci baby
- 2 tazza di lamponi congelati

Dirección:

1. Aggiungere tutti gli ingredienti tranne gli spinaci.
2. Frullare fino ad ottenere un composto omogeneo.
3. Aggiungere gli spinaci.
4. Frullare fino ad ottenere un composto omogeneo.
5. Aggiungere qualche cubetto di ghiaccio e servire il frullato.

Avena Da Notte Alcalina Con Mirtilli E Fiocchi Di Cocco

Ingredienti

- 2 cucchiaio di sciroppo
- 250 g di mirtilli
- 2 cucchiai di semi di zucca
- 6 cucchiai di fiocchi d'avena
- 4 cucchiai di fiocchi di cocco
- 350 g di yogurt (alternativa vegetale)
- 350 ml di latte di cocco

Dirección:

1. Per prima cosa mescolare in una ciotola i fiocchi d'avena, i fiocchi di cocco, lo yogurt, il latte di cocco e lo sciroppo.
2. Poi aggiungere metà dei mirtilli e lasciare raffreddare per almeno 2 ore.

3. Sarebbe ancora meglio metterlo in frigo per tutta la notte.

4. Mettere la colazione in due bicchieri.

5. Guarnire i bicchieri con i mirtilli rimanenti, con alcuni semi di zucca e le scaglie di cocco rimanenti.

6. Buon appetito!

Batido De Almuerzo Alcalino

Ingredientes

- zumo de limón fresco
- 4 cucharadas de semillas de chía
- 2 pizca de sal
- 2 aguacate
- 800 ml de leche de almendras
- 2 cucharadas de hojas de cilantro
- 2 cucharadas de aceite de coco

1. Mezcle todos los ingredientes excepto el aceite y las semillas de chía en una mezcla.
2. Mezclar bien y añadir las semillas de chía.
3. Refinar con aceite de coco y un poco de sal.
4. Disfruta.

5. Dura bastante tiempo. Ideal si sólo quieres comer un poquito a la hora del almuerzo para saciar el hambre más severa.

Ensalada Alcalina

Ingredientes

- 80 g de almendras
- 2 35 a 40 ml de mayonesa vegetariana
- zumo de limón fresco
- 2 cucharadas de aceite de oliva
- 2 pizca de pimienta
- 2 pizca de sal
- 800 g de batatas, hervidas, cortadas en cubitos
- Brotes de judías germinadas 400g
- 2 pimientos rojos, picados
- 2 cebolla picada
- Unos pocos cohetes dejan

1. Mezcle los ingredientes en un recipiente para ensalada.
2. Añadir la mayonesa, el aceite de oliva, el zumo de limón fresco y las especias.

3. Mezclar bien y dejar reposar en la nevera durante tres horas.
4. Servir y disfrutar.

5. Por supuesto, el no-vegano también puede tomar mayonesa normal.

Batido De Calabacín Y Calabaza

Ingredientes:

- 1200 g de calabaza
- 1200 g de rodajas de calabacín
- 900 g de aceitunas frescas (verdes)
- 25 a 30 cucharadas de aceite de oliva
- 800 g de apio
- 2 cucharaditas de sal de cristal del Himalaya
- 4 cucharadas de jugo de limón fresco
- 2 35 a 40 g de pulpa de coco
- 1200 ml de agua de coco
- 4 cucharadas de semillas de sésamo
- Unos cubitos de hielo

Dirección:

1. Picar la calabaza y el calabacín en trozos pequeños y colocarlos en el bol con sal y zumo de limón.

2. Mientras tanto, deshuesar las aceitunas y cortarlas en trozos pequeños.
3. Poner las aceitunas en una licuadora junto con la calabaza, el calabacín, el apio y el agua de coco.
4. Mezcle hasta que esté completamente suave.
5. Añadir el aceite de oliva y la pulpa de coco.
6. Mezcla de nuevo.
7. Tostar las semillas de sésamo en una sartén.
8. Añada una cucharada de aceite, si es necesario.
9. Colocar los cubitos en un vaso y verter el batido por encima.
10. Espolvorear las semillas de sésamo por encima y servir.

Té Helado De Limón Fresco Con Pepino

Ingredientes:

- Stevia para endulzar
- Unos cubitos de hielo
- Unas hojas de menta
- 950 g de pepino
- 2 ,6 litros de agua (alcalina)
- 900 ml de zumo de limón fresco

Dirección:

1. Hervir 900 ml de agua.
2. Limpiar bien el pepino y retirar la médula de ambos extremos.
3. Córtelo en círculos finos o en trozos pequeños - o simplemente use un espiral.
4. Colocar en un bol y añadir la stevia.

5. Verter el agua caliente por encima y dejar reposar durante 25 a 30 minutos.

6. Mientras tanto, mezclar un litro de agua con el zumo de limón fresco y ponerlo en la nevera.

7. Triturar el hielo.

8. Colar el agua de pepino y añadir los cubitos de hielo.

9. Añadir el zumo de limón fresco frío.

10. Espolvorear unas hojas de menta cortadas en trozos grandes por encima y servir.

Cazuela De Coliflor Con Vodka

Ingredientes

- ½ taza de queso parmesano rallado
- 2 cucharadita de sal
- 1 cucharadita de pimienta negra
- 6 lonchas de queso feta
- ½ taza de albahaca fresca
- 8 tazas de Coliflor Clima
- Media taza de vodka
- 2 cucharadas de queso crema
- 2   cucharadas   de   mantequilla derretida

Dirección:

1. Mezclar todos los ingredientes
2. Transfiera la mezcla a una bandeja para hornear y coloque las rodajas de queso feta encima.
3. Hornee durante 80 minutos en un horno precalentado a 250° C
4. Sácalo del horno y déjalo reposar durante 25 a 30 minutos.
5. Sirve adornado con albahaca.
6. ¡Disfrute de su comida!

Súper Batido De Col Rizada Y Aguacate Para Desintoxicar El Cuerpo Y Adelgazar

Ingredientes:

- 1 pera orgánica
- 1 taza de agua de coco
- 2 cucharada de proteína en polvo o proteína orgánica a base de platas.
- Agua pura al gusto
- Hielo en cubos al gusto
- 2 taza de col rizada orgánica
- 2 trozo de jengibre
- 1 pepino orgánico
- 1 aguacate orgánico

Dirección:

1. Mezclar muy bien todos los ingredientes en la licuadora o en el NutriBullet hasta obtener un licuado o batido consistente de textura suave listo para beber y disfrutar!

Batido De Almuerzo Alcalino

Ingredientes

- 2 cucharadas de aceite de coco
- zumo de limón fresco
- 4 cucharadas de semillas de chía
- 2 pizca de sal
- 2 aguacate
- 900 ml de leche de almendras
- 2 cucharadas de hojas de cilantro

1. Mezcle todos los ingredientes excepto el aceite y las semillas de chía en una mezcla.
2. Mezclar bien y añadir las semillas de chía.
3. Refinar con aceite de coco y un poco de sal.
4. Disfruta.

5. Dura bastante tiempo.

6. Ideal si sólo quieres comer un poquito a la hora del almuerzo para saciar el hambre más severa.

Envolturas Alcalinas

Ingredientes

- 250 g de humus
- 2 aguacate, picado en cubitos
- 2 pepino, cortado en cubitos
- 2 envolturas, sin gluten ni levadura
- 2 manojo de rábanos cortados y limpios
- 2 dientes de ajo molidos

1. Mezcle los ingredientes en un recipiente.
2. Esparza la mezcla uniformemente sobre las envolturas como un relleno.
3. Enrolle y disfrute.

Waffles De Vainilla

Ingredientes:

- 1/2 taza de harina de coco
- 2 cucharadita de polvo de hornear
- 6 claras de huevo orgánicas
- 1/2 taza de leche de almendras sin azúcar
- 2 cucharada de jarabe de agave
- 1/7 cucharadita de extracto orgánico de vainilla
- 5-10 fresas frescas, sin cáscara y en rodajas

Dirección:

1. Precalienta la plancha de waffles y engrásala ligeramente.
2. En un tazón grande, agrega la harina y el polvo de hornear y mezcla bien.
3. Agrega los ingredientes restantes excepto las fresas y mezcla hasta que estén bien combinados.
4. Coloca la mitad de la mezcla sobre la plancha de waffles precalentada.
5. Cocina durante aproximadamente 5-10 minutos o hasta que los waffles se doren.
6. Repite con la mezcla restante.
7. Sirve caliente con las rodajas de fresa.

Batidos De Lechuga De Brasil De Alkal

- 1 uva grande con semilla
- 2 taza de agua de coco de gelatina blanda
- Fecha de azúcar al gusto
- 2 taza de frambuesas
- 1 puñado de lechuga romana
- 1 taza de leche de nuez casera
- 2 nueces de Brasil

Dirección:

1. En un recipiente limpio, enjuague la verdura con agua limpia.
2. Pique la lechuga romana y las frambuesas en cubos y agregue otros artículos en la licuadora y mezcle para obtener batidos homogéneos.
3. Sirve tu deliciosa desintoxicación medicinal.

Sabroso Batido Hecho Con Musgo De Mar

Ingredientes

- Tres tazas de leche de almendras.
- Una cucharadita. de musgo de mar.
- Tres a cuatro tazas llenas de agua.
- Dos cucharaditas de canela
- Una taza de jarabe de arce.
- Tres cucharaditas de extracto de vainilla.
- Cuatro cucharaditas de mantequilla de almendras.

Dirección

1. Ponga su musgo de mar en una olla con agua hirviendo.
2. Recoja el musgo de mar hervido y mézclelo bien.
3. Agregue las recetas restantes al musgo marino licuado en la licuadora.
4. Vuelva a batir hasta que quede uniforme.
5. Disfrutar.

Verduras Mixtas Salteadas

Ingredientes

- Un paquete de Hongos Ostra picados.
- Tres cucharadas de aceite de oliva puro.
- Dos calabacines troceados.
- Ocho tomates cherry picados.
- Una taza de brócoli picado.
- Un pimiento rojo y verde picado.
- Media cebolla amarilla picada.

Dirección

1. Transfiera el aceite de oliva a una sartén.
2. Agregue los tomates y las cebollas y revuelva.
3. Deja que se dore un poco.
4. Agregue los champiñones y saltee durante otros 10 minutos.
5. Agregue lo siguiente y saltee nuevamente por 5-10 minutos; pimientos, brócoli y calabacín.

Dieta De Hongos Y Arroz Salvaje

- Media cucharadita de sal marina.
- Una pizca de pimiento rojo africano.
- Una taza de arroz salvaje.
- Tres tazas de agua de manantial.
- Media cebolla amarilla picada.
- Medio pimiento rojo picado.
- Media taza de Hongos picados,
- dos cucharadas de aceite de oliva.
- Una cucharadita de tomillo.
- Dos cucharaditas de orégano.

1. Como Hacerlo
2. Cocine el arroz salvaje a medio cocer.
3. Transfiera el aceite de oliva a una olla y caliente.
4. Agregue las verduras y los champiñones y saltee durante unos 1-5 minutos.
5. Agregue el tomillo, el orégano, la sal marina y el pimiento rojo y revuelva.
6. Agregue la mezcla al arroz cocido y cocine por unos 25 a 30 minutos o hasta que esté listo.
7. Disfrutar.

Super Detox Vegetal De Espinacas

- Un cuarto de manojo de lechuga de hoja roja rota.
- Una Cebolla Roja Picada.
- Ocho onzas de Champiñones.
- Cómo preparar la dieta
- Lavar perfectamente y secar: los champiñones y las verduras y trocearlos.
- Agregue cebolla, pimiento, aceite de oliva, jugo de lima, eneldo, sal marina y albahaca a los champiñones.
- Cuarto de Manojo de Espinacas Frescas Desmenuzadas.
- Media Taza de Aceite de Oliva.
- Media Cucharadita de Sal Marina.
- Cuarto de Manojo de Lechuga Romana Rota.
- Un cuarto de taza de jugo de limón fresco fresco.
- Media Cucharadita de Eneldo.
- Media Cucharadita de Albahaca.

- Medio Pimiento Morrón Rojo Picado.
- Coloque en el refrigerador por 80 minutos. Esto hará que se adobe.
- Agregue las otras verduras lavadas al Champiñón y mezcle muy bien.

Smoothie Proteico Ai Mirtilli

Ingredienti:

2 tazze di mirtilli
2 cucchiaio di semi di canapa
2 cucchiaio di semi di chia
2 cucchiaio di farina di lino
1/7 di cucchiaino di scorza d'arancia, grattugiata
2 tazza di succo d'arancia fresco
2 tazza di latte di cocco non zuccherato

Dirección:

1. Mettere tutti gli ingredienti nel frullatore, poi frullare fino a ottenere un composto liscio e cremoso.
2. Servire immediatamente.

Ciotola Di Frullato Fresco Con Granola Fatta In Casa

Ingredienti

- Un po' di sciroppo d'acero
- Un po' di sale
- Un po' di cannella
- Un po' di spezie per la torta di zucca, se lo si desidera
- 2 cucchiai di fiocchi d'avena
- 2 cucchiaio di semi di zucca
- 2 cucchiaio di scaglie di cocco

Per la ciotola di frullato:

- 2 cucchiai di polvere di acai
- Facoltativamente un po' d'acqua o di latte vegetale
- Frutta fresca per guarnire
- 2 banane congelate
- 2 manciata di frutti di bosco congelati

Dirección:

1. Per prima cosa, preparare la granola. Mescolare i fiocchi d'avena con gli altri ingredienti.
2. Poi mettere tutto in una padella a fuoco medio.
3. Tostare il tutto finché non è fragrante.

4. Poi aggiungere un po' di sciroppo d'acero a fuoco basso e mescolare il tutto.

5. Quando tutto il liquido è sparito, togliere rapidamente tutto dalla padella e lasciare raffreddare.

6. Ora sbucciare e tritare tutti gli ingredienti per il frullato e inserirli nel frullatore.

7. Frullare a bassa intensità fino ad ottenere una consistenza cremosa. Versare il frullato in una ciotola e guarnire con granola e frutta fresca a piacere.

Pasta De Calabacín Caliente Con Garbanzos

Ingredientes

- 2 pizca de pimienta negra
- 2 cucharadas de aceite de coco
- 4 cucharadas de leche de coco
- 2 aguacate, picado en cubitos
- zumo de limón fresco
- 2 calabacines, cortados en espiral o rebanados finos de oblea
- 250 g de garbanzos, cocidos
- 2 cucharadita de curry en polvo
- 2 cucharadita de cilantro en polvo
- 2 cebolla picada
- 2 pizca de sal

1. Calentar el aceite de coco y saltear las cebollas en él.
2. Añada los calabacines y cocine a fuego lento, revolviendo constantemente.
3. Añadir los garbanzos y seguir removiendo.
4. Añadir las especias y la leche de coco poco a poco.
5. Una vez que los calabacines estén blandos, apague el fuego y decore con trozos de aguacate.
6. Espolvorear con jugo de limón.
7. Servir y disfrutar.

Ensalada Dulce Y Sabrosa

Ingredientes:

- 1/2 taza de carne de pistacho picada
- 1 pepino en rodajas
- 2 granada sembrada o ½ taza de semillas
- 2 cabeza de lechuga mantequilla
- 2 aguacate rebanado

Ingredientes

- 1/2 taza de vinagre de manzana
- 2 diente de ajo picado
- 1 taza de aceite de oliva

Dirección:

1. Tritura o corta la lechuga en un tazón grande.
2. Añade el resto de los ingredientes y mezcla con una pinza.

3. Rocía con aderezo para ensaladas.

Parfait De Manzana Sin Lácteos

Ingredientes:

- 1 cucharadita de vainilla
- ½ taza de avena cruda laminada
- 2 cucharada de semillas de cáñamo
- 1 taza de leche de almendra o coco
- 1 taza de anacardos empapados
- 2 taza de manzana en cubitos

Dirección:

1. Mezcla la leche, los anacardos y la vainilla en una batidora y pulir hasta que quede suave.
2. Apila todos los ingredientes en una taza pequeña: Bate una cucharada grande de crema de anacardo.

3. Añade el puñado de manzanas, adorna con semillas de cáñamo y avena ¡y a disfrutar!

Sabroso wrap de aguacate

Ingredientes:

- 2 cucharadita de cilantro picado
- 2 tomate en rodajas
- ½ de cebolla picada
- Sal marina y pimienta
- 2 lechuga mantecosa
- 1 aguacate
- Puñado de espinacas
- 2 cucharadita de albahaca picada

Dirección:

1. Extiende el aguacate sobre una hoja grande de lechuga y decora con albahaca, cebolla, cilantro, tomate, espinaca y agregue sal y pimienta.
2. ¡Enróllala como los tacos y disfruta!

Batido De Chocolate Y De Menta

Ingredientes:

- 2 cucharadas de semillas de cacao
- 2 taza de leche de almendras
- 4 dátiles picadas
- 1/2 taza de almendras crudas
- 2 taza de agua de coco congelada
- 2 cucharadita de semillas de chía
- 1 aguacate pequeño
- 1 taza de hojas de menta empaquetadas

Dirección:

1. Comience mezclando el hielo de agua de coco con la taza de leche de almendras y las cucharadas de aguacate.
2. Agregue el resto de las hojas de menta, las semillas de cacao y las dátiles.

3. Pulse hasta que haya creado un batido.
4. Vierta en un vaso alto, decore con semillas de chía, sirva y disfrute.

Conclusión

Ya sea para mejorar su peso o reducir su riesgo de desarrollar todas las enfermedades y trastornos asociados con la acidosis metabólica, o esa condición en la que el pH de su cuerpo está por debajo del rango óptimo. Su decisión de deshacerse de la dieta alta en grasas y azúcares simples y cambiar a una alta en alcalinidad es probablemente el mejor favor que le ha hecho a su cuerpo hasta ahora.

¡La dieta alcalina definitivamente es para ti! No importa si usted es un joven profesional trabajador con una rutina de nueve a cinco, un sobreviviente de cáncer en recuperación o una persona mayor con dolor muscular crónico, la dieta alcalina puede ser su solución para lograr el cuerpo y salud que deseas. desear.

Ni siquiera importa cuán joven es, nunca es demasiado joven para hacer la dieta alcalina. No hay restricciones o limitaciones.

Espero que este libro haya ayudado a alentarlo a sumergirse en la dieta alcalina y experimente todos los beneficios que esta dieta le puede proporcionar.

Le saludo y le felicito por su viaje hacia el auto crecimiento, una buena salud y mejor estilo de vida.

CPSIA information can be obtained
at www.ICGtesting.com
Printed in the USA
BVHW030514211122
652410BV00013B/351